AF356233

RÉSUMÉ

D'OBSERVATIONS PRATIQUES

Sur l'emploi économique du Seigle en remplacement de l'Avoine dans la nourriture du Cheval. Avantages du mélange de ce grain et des diverses manipulations auxquelles on peut le soumettre.

La nombreuse industrie dont chaque jour s'enrichit la France, le perfectionnement toujours croissant de nos produits, l'extension de plus en plus grande de notre commerce facilité par les belles routes qui sillonnent en tous sens notre sol, et qui semblent mettre le consommateur toujours en contact avec le fabricant : tout devait nous faire espérer une grande diminution dans le prix des produits, et par là même une plus grande consommation.

Tout serait en effet en harmonie pour la prospérité de notre commerce, si nos moyens de transport avaient pu éprouver les mêmes perfectionnements et dans des proportions égales. Cette dissidence dans un ensemble qui semblerait devoir être si parfait a dû nécessairement attirer l'attention des personnes qui s'occupent spécialement de cette dernière branche d'industrie sur le moteur premier qu'ils emploient (le cheval). Elles ont donc dû calculer quels pourraient être les moyens de l'entretenir avec plus d'économie, sans nuire en rien aux exigences de son service et au développement de ses forces.

Si le cheval est de tous les animaux domestiques le plus courageux , le plus fort et en même temps le plus docile , il est aussi le plus délicat , le plus difficile dans le choix de sa nourriture, dont la plus légère altération le dégoûte et occasionne chez lui de grandes maladies ; il veut , et c'est dans sa nature , des aliments de première qualité et variés. Notre expérience nous a prouvé que l'animal qui reçoit une nourriture abondante et saine peut résister long-temps aux causes qui portent l'atteinte la plus profonde à la force vitale et à la composition intime des organes par l'altération du sang (*morve* , *farcin* , etc).

La variation des produits agricoles , suivant les diverses localités ; le prix quelquefois très élevé de quelques-uns , suivant les années ; la difficulté de se les procurer , ont dû faire rechercher les moyens de pouvoir les remplacer les uns par les autres en tout ou en partie dans l'économie animale, et pouvoir même avec avantage les substituer, soit par des mélanges, soit séparément. Et c'est le résumé des diverses expériences qui ont été faites dans ce but que je viens vous soumettre.

Quelques règles d'hygiène feront encore mieux juger de la justesse de ces diverses expériences.

Il a été généralement démontré 1° que toutes les substances alimentaires ne renfermaient pas tous les éléments d'un même principe ; 2° que les animaux ont besoin pour leur accroissement de plus d'éléments qu'on n'en trouve dans les divers fourrages pris séparement ; 3° que tous les animaux, notamment le cheval, s'habituent facilement et promptement à l'usage combiné des grains ; 4° que l'on peut sans inconvénient les soumettre entièrement à ces divers mélanges et les supprimer en tout ou en partie sans que cette diminution ou même la privation entière influe sur la santé ou sur le développement des forces de l'animal.

Il est constant 1° que les animaux nourris longtemps avec la même substance, fût-elle même très alibile, se dégoûtent et finissent par dépérir.

2° Que plus on varie la nourriture par le nombre et la diversité des fourrages, mieux la vie est entretenue.

3° Les agronomes reconnaissent qu'une composition compliquée forme la plus importante des qualités d'un aliment. Nous pourrions citer pour preuve la supériorité de la chair, du lait et du fromage des animaux vivant dans les montagnes, sans parler des animaux sauvages. A quoi pourrait tenir cette supériorité, si ce n'est à la variété des plantes dont ils se nourrissent ?

Il est également constant que le changement d'aliments est favorable aux fonctions digestives.

D'après ces considérations, et sans entrer dans les détails de l'économie que l'on pourrait obtenir de la variation des fourrages, et l'avoine étant la substance la plus onéreuse dans l'entretien du cheval, je me suis attaché à rapporter les diverses expériences qui ont prouvé que l'on pouvait lui substituer d'autres grains, notamment le seigle, avec un grand avantage, et sous le rapport de l'entretien de cet animal et sous le rapport économique.

M. Guenié, maître de poste à St-Brice, est le premier à qui nous devons des expériences précises et suivies sur l'emploi du seigle pour nourrir les chevaux, et elles le conduisirent à reconnaître que pour obtenir de ce grain tous ses avantages, pour employer à la nourriture de l'animal toute sa puissance alimentaire, pour conserver les chevaux dans le meilleur état de santé, il faut donner le seigle cuit (1).

Tous les grains sont plus ou moins coriaces, fermes, élastiques, difficiles à écraser; une partie échappe toujours à la mastication et même aux forces digestives et traverse le tube intestinal sans contribuer à la nutrition. Pour prévenir cet inconvénient, il a fallu faire subir aux grains diverses manipulations, les rendre plus facilement divisibles, plus faciles à digérer, et par là même plus nutritifs (2). Ces résultats s'obtiennent en donnant les grains macérés à froid, moulus ou bouillis.

Se basant sur ces principes et sur les expériences de M. Guenié, M. Dailly, maître de la poste aux chevaux à Paris, est arrivé aux mêmes conclusions, et tous ceux qui ont suivi l'exemple de ces deux habiles agronomes ont obtenu comme eux le succès le plus complet.

Mode d'alimentation auquel s'est arrêté M. Dailly pour les six cents et quelques chevaux qu'exigent les divers services dont il est chargé.

« La ration, aussi bien en seigle qu'en foin et en avoine, n'est pas uniforme; car elle doit nécessairement

(1) La cuisson augmente d'un tiers la valeur nutritive du bon foin. Expérience de l'Académie d'agriculture de Vienne.

(2) M. Peillon jeune, maître de poste à Roanne, fait écraser, macérer, l'orge, l'avoine, le seigle, féveroles, etc.

varier selon les exigences des services auxquels les animaux sont employés. Mais trois litres de seigle cru, qui en donnent neuf après la cuisson, remplacent cinq kilogrammes et demi de foin. Quant à l'avoine, M. Dailly lui substitue le seigle dans la proportion d'un tiers, de la moitié, et même des quatre septièmes, en sorte que la ration la plus ordinaire se trouve composée de 3 litres de seigle pour remplacer 5 kilog. de foin; 5 litres du même grain pour remplacer 12 litres d'avoine, et divisée en deux parties égales, pour représenter le *quart* d'avoine, ration ordinaire.

Pour troisième repas, le cheval reçoit de l'avoine comme il reçoit en foin le complément de sa nourriture du jour.

Donner toujours la même ration de fourrage, la même quantité d'avoine; c'est quelquefois plus qu'il n'en faut, quelquefois moins; c'est agir comme si toujours l'animal était dans le même état de santé, comme s'il digérait toujours également, comme si les différences de saison, de température, de travail et de repos n'avaient aucune influence sur lui, comme si les foins d'une année ne différaient pas de ceux d'une autre *(le Vétérinaire Campagnard)*.

D'après ces éléments, si nous voulons appliquer cette méthode à nos localités, eu égard à la cherté de l'avoine, nous pouvons établir le tableau comparatif suivant :

Système ordinaire.	{ Foin, kilog. 15 à 0,055 l'un, 0,85. Avoine, litres, 20 à 0,112 l'un, 2,25. }	3,08.
Méthode de M. Dailly.	{ Foin, kilog. 15 à 0,055 l'un, 0,85. Avoine, litres, 8 à 0,112 l'un, 0,90. Seigle, litres. 5 à 0,15 l'un. 0,75. }	2.48.
	Différence.	0. 60

On voit par ce tableau que dans nos localités on pourrait, en suivant la méthode de M. Dailly, faire une économie annuelle de 219 francs par tête de cheval.

L'orge, peu chère, ne renfermant que 3 pour 100 de matière azotée, quand le seigle en contient 12 pour 100, est avantageusement mêlée à ce dernier. M. Guenié a calculé que l'hectolitre de mélange cuit, les frais de cuisson compris, ne lui revenait qu'à 3 francs 20 centimes, au lieu de 7 francs que lui coûtait l'avoine. En employant ces deux grains il faisait tous les jours une économie de 75 centimes sur les chevaux qui consomment 20 litres d'avoine, et 57 sur ceux qui n'en mangent que 15 litres, ou de 273 fr. par an pour les uns, et de 204 pour les autres.

C'est sans doute la persuasion où était M. Guenié que l'enveloppe pailleuse de l'orge pouvait servir de lest à l'estomac, qui l'a conduit à opérer ce mélange, ce grain contenant à la fois une grande quantité de matière alibile et une grande quantité de matières fibreuses.

D'après ces résultats reproduits chaque jour et depuis nombre d'années, nous ne saurions mettre en doute l'économie que l'on peut retirer par l'emploi des succédannés à l'avoine; quant à la santé des chevaux, le rapport de M. Guenié refuterait avec avantage toute observation.

Depuis ce nouveau mode d'alimentation dit, M. Guenié, les fluxions de poitrine, les maux d'yeux, etc., tout a déserté la maison, et avec cette nourriture mes chevaux sont gras. Je suis forcé de croire, d'après la vigueur que je leur vois, qu'ils sont plus forts, puisque leur service pendant l'année qui vient de s'écouler a été un tiers au moins plus considérable que l'année dernière.

La pratique de M. Guenié a été adoptée par d'autres maîtres de poste, et par des agronomes : M. Puvie a trouvé que, l'avoine valant 10 francs l'hectolitre, et le seigle 13, il y avait une économie de 8/15 à employer ce dernier grain cuit, *car une partie equivaut à trois d'avoine.* Les chevaux nourris avec du seigle prennent de l'embonpoint, de l'énergie, un poil luisant. M. Puvie était obligé de diminuer la ration de grain quand les animaux ne travaillaient pas.

Une si grande différence sur l'économie apportée par ce mode d'alimentation cesserait d'étonner, si l'on observait qu'en employant le seigle cuit, 1° ce grain acquiert 2 fois 1/2 à 3 fois autant de volume que le cru (1), 2° contient trois fois autant de matière nutritive que l'avoine, 3° qu'aucun de ces grains ne traverse le tube digestif sans contribuer à la nutrition, 4° enfin, que la digestion est moins laborieuse.

Il est à remarquer que le seigle et l'orge pouvant être employés aussi comme succédannés au foin, et les proportions dans lesquelles on peut les employer pouvant s'élever jusqu'au tiers, on pourra, suivant les localités et la cherté des fourrages, de l'avoine ou des autres grains, augmenter ou diminuer la dose de ces mélanges pour obtenir le plus d'écono-

____

(1) L'orge ne fait que doubler de volume.

mie possible dans la nourriture des animaux, sans craindre de nuire en rien soit à leur santé, soit à l'exigence de leur service.

Le procédé de cuisson est très-simple : il consiste à mettre le grain dans une chaudière dont on remplit les deux cinquièmes : on ajoute de l'eau et on fait chauffer jusqu'à ce que le grain soit crevé. Ce grain exige une heure d'ébullition et absorbe 2 fois 1/2 son volume d'eau.

Il est des contrées dans le nord ou l'on donne aux chevaux beaucoup plus de graines de légumineuses que d'avoine ou d'orge ; cette nourriture est tout à la fois économique et favorable au bon entretien du bétail. La meilleure graine sous ce double rapport est la féverole ou fève du cheval (*varietas equina*).

La graine du *vicia fabia* devrait entrer dans nos assolements comme culture améliorante. On peut la couper avant la maturité des graines et la donner ainsi en vert.

Après la maturité on la fane plus facilement ; on en fait des bottes qu'on ne bat pas ; l'on conserve pour l'hiver ces *gerbées* que l'on hâche avant de les donner.

Cette pratique est suivie en Flandre ; sous son influence, dit M. Cordier, les chevaux prennent une chair ferme, un poil brillant, et sont capables d'un travail soutenu.

PANIFICATION.

La supériorité bien reconnue qu'acquièrent les substances alimentaires par le mélange, la division, la fermentation et la cuisson, les résultats avantageux et économiques que l'on en avait retirés ont déterminé les agronomes à augmenter autant que possible la division de ces substances, et à en recomposer un ensemble plus homogène, plus nutritif et plus facile dans les transports, moins susceptible d'être dérobé à l'infidélité des palfreniers ; ils sont parvenus à trouver tous ces avantages dans la panification.

L'usage du pain donnant l'avantage d'employer dans la nourriture du cheval une plus grande variété de substances, et de bannir en partie l'avoine, peu productive, eu égard à ce qu'elle absorbe une grande surface de sol, j'ai cru devoir relater un rapport sur l'avantage agronomique que l'on retirerait, sinon en remplaçant, du moins en diminuant cette dernière culture.

Le seigle produisant trois fois autant de substances alibiles que l'avoine, si de 2500 hectares cultivés en avoine on en remplaçait 1500 par 500 ensemencés en seigle, on obtiendrait autant de produits nutritifs ; on économiserait les frais d'exploitation de 1000 hectares, et l'on aurait ce terrain pour d'autres cultures.

L'usage du pain ne date pas de nos jours : presque dans tous les pays il a été employé avec avantage, et je crois devoir transcrire les divers mélanges dont on s'est servi pour démontrer plus clairement encore que ce mode de nourriture peut faire employer bien des éléments divers qui séparément seraient ou répugnants ou contraires aux chevaux.

En Hollande , en Belgique on trouve la pratique du pain pour les chevaux.

On a cru pouvoir opposer à l'avantage du pain le besoin de la mastication des grains pour saliver et digérer : mais cette théorie grossière a été rejetée.

Un jour viendra où tous les grains seront distribués aux chevaux sous forme de pain.

Un cheval exténué de fatigue recouvre plus vite ses forces avec du pain qu'avec le grain qui l'a fourni ; les vieux se nourrissent mieux. En Suisse, on coupe en tranches du pain de seigle et d'orge , on le sale et imbibe de vin ; il est donné aux chevaux de postes qui ont de longs parcours.

En Angleterre on donne aux chevaux de course et à ceux de chasse une pâte consistante , arrondie, de la grosseur d'un œuf et qui se compose de miel, d'huile, de vin blanc , de farine , et plantes aromatiques ; c'est ce qu'on nomme *boules anglaises*.

En Suède , on prépare le pain pour les animaux avec de l'avoine et du seigle , du sel et de l'eau-de-vie ; quelquefois on y met de la lie de vin , des tourteaux et du sang même.

Le Bulletin de Ferussac a fait connaître la formule suivante en Silésie, et on la trouvait économique et saluble : farine d'avoine , farine de seigle , de chaque , dix parties ; bouillie de pommes de terre , trois parties : on faisait une pâte à laquelle on ajoutait un peu de levain. On donnait à chaque cheval , par jour , en trois rations , 6 kilog. de pain préparé avec ces substances. On réduisait cette nourriture en petits morceaux qu'on mêlait à de la paille hâchée et humectée.

Les Arabes du Nejd, d'après le docteur Lachéze (*Revue indépendante*), font des gâteaux avec l'orge écrasée, du sel, de la viande desséchée et réduite en poudre. Cette nourriture est facile à transporter, et quand on la mouille, elle se ramollit facilement, à cause du sel qu'elle contient.

M. Darblay a depuis long-temps reconnu et signalé les avantages de la panification. Avec 75 kil. de farine bise et 25 kil. de farine de féverolles, il a obtenu 146 kil. de pain ; il a remarqué que 4 kil. 1/2 de ce pain nourrissaient mieux que 5 kil. 3/4 d'avoine : or l'avoine revenait à 1 fr. 16 c. et le pain à 72 c. Avec ce pain, les chevaux ont conservé leur vigueur, et résisté aux services des postes et des dili-gences.

M. Dailly (*Monit. de la prop.*) a fait fabriquer par les boulangers de la capitale un pain de très-mauvaise qualité ; il donnait à ses chevaux 3 kil. de cette nour-riture à la place de 5 à 6 kil. de foin. 1 kil. de ce pain, du prix de 19 c. remplaçait avec avantage 2 kil. de foin, valant à Paris de 38 à 40 c.

M. Sirodot prend : Avoine moulue, son, seigle moulu, paille hâchée et moulue, de chaque trois parties, mélasse une partie ; il réduit cette substance en une pâte dont il forme des pains de 8 centi-mètres d'épaisseur, il les fait cuire et les conserve pour l'usage. Ce pain, donné à la dose de 2 kil. par jour à chaque cheval, en deux rations, après que les animaux ont bu, remplace avantageusement l'avoine.

Les voituriers des Vosges ont essayé de remplacer

par du pain l'avoine qu'ils donnaient à leurs chevaux. Ils composent le pain avec la farine de froment de qualité inférieure, de la farine de seigle ou d'orge, selon le prix de ces grains ; ils ajoutent environ 1 kil. de sel pour 6 kil. de pâte. Quinze cents grammes de pain valant 20 c. remplacent 5 litres d'avoine valant 30 c. Les chevaux nourris avec ce pain, quoique faisant un service pénible, ont plus de vigueur et sont en meilleur état que lorsqu'on leur donnait de l'avoine (*Monit. de la prop.*)

Je dois à M. Faure, maître de poste aux chevaux à la Palisse (Allier), les détails suivants :

Cet agronome, d'un mérite distingué, nourrit 120 à 130 chevaux, et depuis long-temps, avec un pain composé de moitié orge, 1/4 seigle et 1/4 féveroles. Voilà son rapport.

« J'ai fait donner des gâteaux de pain à mes chevaux ; je les leur ai retirés sans aucun inconvénient. Ils sont gras, vigoureux, résistent à de rudes fatigues.

Avant ce mode d'alimentation, je donnais à 6 chevaux faisant le service des diligences, non compris le foin dont la ration ne peut être fixée :

7 Doubles-décalitres	avoine.	14, 00	
3 id. id. son.		1, 50	16, 75.
1 Décalitre féveroles		1, 25	

Depuis l'usage du pain, je donne :

4 tourtes de pain de 10 kilog. chaque et qui, dépense totale, main-d'œuvre et combustibles compris, reviennent à 8,		
30 litres d'avoine,	mélangés et concassés. . 4, 25	12, 25.
15 litres seigle,		

Différence, 4, 50

Il résulte de ce tableau une économie journalière de 4 fr. 50 c. par jour pour 6 chevaux, ou 75 c. par cheval, et cela tout en conservant la force l'embonpoint et la santé à ces animaux.

L'on voit avec peine que l'usage de la pomme de terre cuite soit aussi peu répandu dans la nourriture du cheval. Depuis plus de vingt ans ce tubercule, qui convient si bien à l'état de fertilité si médiocre de la plupart de nos terres, a été employé avec succès dans plusieurs établissements. Nous ne pourrions mieux le prouver qu'en reproduisant les expressions de M. Villeroy.

« Cette nourriture est saine et de facile digestion, et ce qui prouve qu'elle est plus nutritive qu'on ne croit, c'est qu'elle met en état de résister à un travail pénible, non-seulement les animaux employés à l'agriculture, mais même le cheval de poste. »

MM. Basin, Guenié, etc. remplacent, dans l'entretien des chevaux de poste et de diligences, 8 à 10 kil. de foin par 16 et 20 kil. de tubercules. Ce dernier évalue que la pomme de terre fournit, sur une surface donnée de terrain, six fois plus de matière alimentaire que l'avoine, et un arpent de terre produira assez de tubercules pour la nourriture annuelle de 3 chevaux, tandis qu'il faut 3 arpents en avoine pour nourrir un cheval.

Les trappistes de Melleray nous ont prouvé que ces animaux peuvent, sans inconvénient, recevoir trois rations de tubercules cuits.

M. Dépales, de St-Martin-d'Etreaux (Loire), suit l'expérience de M. Villeroy et autres, et depuis 5 ans nourrit 25 chevaux attachés au service de poste et diligences avec la pomme de terre cuite à la vapeur. Sur ces 25 chevaux il économise 10 francs par jour, et ses animaux se sont conservés dans le meilleur état de santé et de forces possible.

La cuisson à la vapeur est le procédé le plus usité, c'est le plus économique et qui, sans aucun soin particulier, donne les meilleurs produits.

Pour la pratiquer on construit des fourneaux fort simples.

L'appareil se compose d'une chaudière où la vapeur est produite et d'un vase où est placée la substance qu'on veut préparer ; des tuyaux conduisent la vapeur du premier vase au second.

Du côté de Nancy, on fait cuire les pommes de terre dans des tonneaux où des tuyaux en plomb amènent la vapeur ; l'appareil est chauffé à la houille et pour 20 cent. de combustible on fait cuire en 2 heures 8 tandelins de pommes de terre *(le Bon Cultiv.*, 1841).

Quelques cultivateurs emploient une chaudière sur laquelle ils placent un tonneau percillé inférieurement et bien fermé à la partie supérieure (M. de la Chapelle, de la Rouge, un des meilleurs cultivateurs du département de l'Ain).

Si l'on était bien persuadé que la pomme de terre est une nourriture qui, loin d'être nuisible à l'entretien du cheval, le maintient, au contraire, dans un état de force et de santé continuel, on trouverait encore un bien plus grand avantage en l'employant dans la panification ; car si l'on fait du pain avec 50 kil. de seigle et 50 kil. de pommes de terre, on obtient 75 à 80 kil. de produit de plus que si le grain avait été panifié seul. La pomme de terre double donc son poids dans la panification.

M. Favre a conseillé de la donner crue, après lui avoir enlevé par la pression son excès d'humidité et l'avoir mélangée à de la paille hâchée, à des graines de foin ou à des balles de blé.

Je ne peux passer sous silence la carotte *(daucus carotta)*, dont l'usage est reconnu très avantageux pour la nourriture du cheval. Elle le tient en bon état, lui donne de la force, de la vigueur, lui rend la peau souple ; légèrement aromatique, elle peut remplacer l'avoine pour les chevaux employés à l'agriculture. Les Anglais en donnent 35 kil. avec 4 kil. de foin.

Un hectare de terre peut en produire 500 hectolitres pesant 70 kil. l'un. Il y a peu de récoltes qui surpassent la valeur de celle-ci dans leur application à la nourriture des bestiaux. Une terre cultivée en carottes avec tous les soins nécessaires rapporte plus du double de ce qu'elle produirait cultivée en pommes de terre.

J'avais pensé d'abord, analysant chacune des substances que l'expérience a prouvé entrer dans la nourriture du cheval, chercher à établir leurs rapports et influences sur la voie digestive, sur l'augmentation ou diminution des forces vitales, d'après leur divers principes et leurs diverses combinaisons ; mais j'aurais fait alors de la science et peut-être fatigué mes lecteurs. J'ai toujours pensé que les expériences à faire effraieraient les personnes qui s'occupent de la nourriture des chevaux, et que la crainte d'échouer les aurait empêché d'entreprendre et de mener à fin. J'ai pensé que des faits étaient plus concluants que des règles hygiéniques que l'on aurait pu considérer comme hypothétiques. J'ai donc préféré ne relater que des résultats d'opérations faites et confirmées par l'usage que l'on en fait depuis nombre d'années.

N'eussé-je fait, du reste, que réveiller l'attention de mes lecteurs sur les différents avantages économiques que l'on peut retirer de la substitution d'un grain à un autre ou d'un mode d'alimentation à un autre, suivant la variation des prix des diverses substances qui la composent, j'aurais atteint le but que je me suis proposé, celui d'être utile à mes concitoyens.

GAY jeune,

Vétérinaire à Roanne.

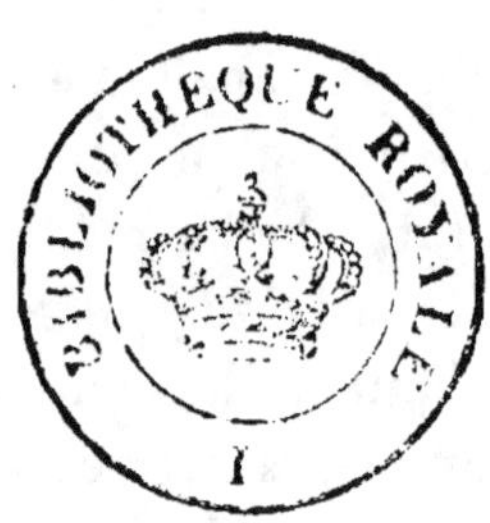

ROANNE. — IMPRIMERIE DE FERLAY.

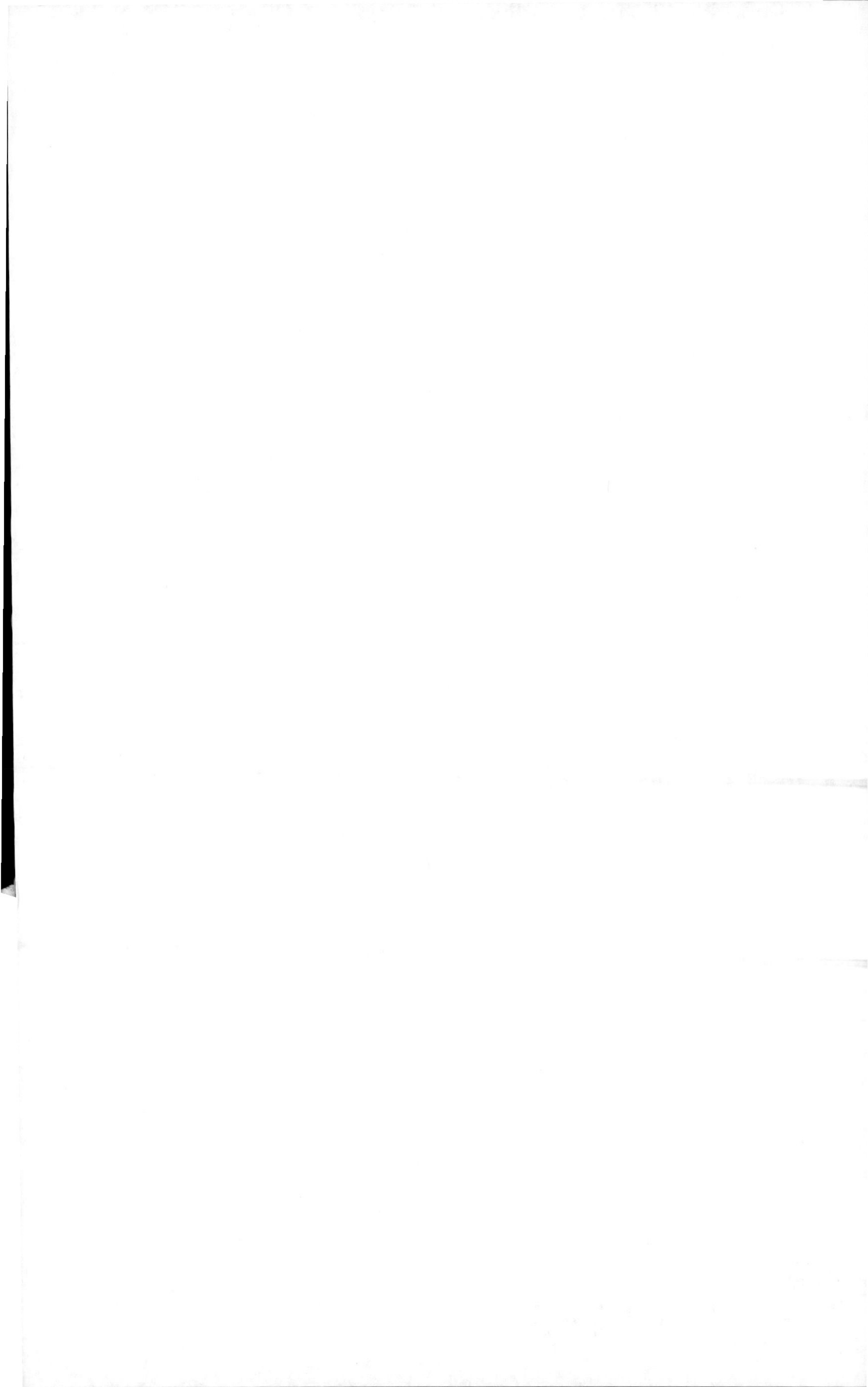